INDICATIONS ET CONTRE-INDICATIONS

DE

LAMALOU

DANS LES

MALADIES DU SYSTÈME NERVEUX

PAR

Le Dr BELUGOU (de Lamalou)

Officier de l'Instruction publique
Lauréat de l'Académie nationale de médecine (prix Capuron)
De la Société de médecine (médaille d'or)
Membre national de la Société d'hydrologie médicale de Paris
De la Société de médecine d'Amiens
De la Société médicale d'émulation, etc.
Correspondant étranger de la Société d'hydrologie de Madrid, d'Odessa, etc.

Prix : 1 franc.

PARIS

ADRIEN DELAHAYE ET ÉMILE LECROSNIER, ÉDITEURS

23, PLACE DE L'ÉCOLE DE MÉDECINE, 23

1891

INDICATIONS ET CONTRE-INDICATIONS

DE

LAMALOU

DANS LES

MALADIES DU SYSTÈME NERVEUX

PAR

Le Dr BELUGOU (de Lamalou)

Officier de l'Instruction publique
Lauréat de l'Académie nationale de médecine (prix Capuron)
De la Société de médecine (médaille d'or)
Membre national de la Société d'hydrologie médicale de Paris
De la Société de médecine d'Amiens
De la Société médicale d'émulation, etc.
Correspondant étranger de la Société d'hydrologie de Madrid, d'Odessa, etc.

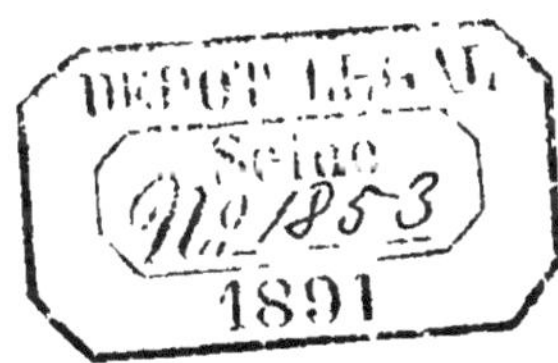

Prix : 1 franc.

PARIS

ADRIEN DELAHAYE ET ÉMILE LECROSNIER, ÉDITEURS

23, PLACE DE L'ÉCOLE DE MÉDECINE, 23

1891

INDICATIONS ET CONTRE-INDICATIONS

DES EAUX DE LAMALOU

DANS LES MALADIES DU SYSTÈME NERVEUX

Deux principes généraux doivent guider les recherches de thérapeutique thermale. Ces principes peuvent être ainsi formulés :

1° Remplacer l'énumération banale des vertus attribuées aux eaux par la recherche aussi spécialisée que possible des indications.

2° Etablir ces indications, non seulement d'après la nature de la maladie, mais encore et surtout d'après les causes générales ou individuelles qui ont présidé à sa genèse et à son développement. En d'autres termes, faire dépendre la direction thermale du diagnostic du fond, plus encore que du diagnostic de la forme.

Quand on songe au nombre si considérable des eaux minérales, et à la multiplicité de leurs applications, on conçoit combien il importe, non pas d'énumérer complaisamment leurs indications, mais au contraire de les restreindre, de les limiter, de les spécialiser. La monographie proprement dite, même la plus exacte et la plus sincère, si elle n'est pas fructifiée par l'idée de spécialisation, n'apporte à la science que des matériaux encombrants, dans le pêle-mêle desquels disparaissent les recherches intéressantes et les démonstrations utiles.

Mais ce principe même de la spécialisation n'est, lui aussi, qu'un précepte empirique, s'il est appliqué seulement à des symptômes déterminés, sans les correctifs essentiels de cause et de nature. Il n'est guère d'indications qui puissent résulter de la place que tient une maladie dans le cadre nosologique. C'est surtout pour les maladies chroniques, et plus encore pour les maladies chroniques du système nerveux, qu'il faut chercher au-delà l'indication dominante. Ces maladies sont, suivant l'expression de Grasset, des manifestations d'états morbides généraux. Derrière, il faut toujours chercher l'affection générale ou la diathèse. Combien d'auteurs spéciaux ont méconnu cette règle! Et cependant, c'est dans l'emploi des eaux minérales qu'elle offre sa plus évidente application. Quelle est la maladie dont le traitement n'est pas disputé par de nombreuses stations, de propriétés diverses, sinon opposées ? Wilbad, Ragatz, Gastein, Franzesbad, Nauheim, Néris, Balaruc, Bourbonne, etc., ne réclament-elles pas, comme Lamalou, la cure des affections médullaires? Il faut donc, pour l'application thermale, spécialiser non seulement les maladies, mais aussi leur origine et leur essence. Une affection étant donnée, *de telle nature et de telle cause*, quelle est l'eau minérale qui convient le mieux ? Voilà la formule qui doit maintenant résumer la doctrine de la spécialisation thermale

*
* *

Appliquons ces principes à l'étude de l'action curative ou palliative des eaux de Lamalou dans les affections nerveuses (1). Il en résultera ce premier point que l'action de ces thermes se fait sentir d'une manière particulièrement favorable sur ceux de ces états, dans la pathogénie desquels se révèle le rhumatisme. Une revue succincte édifiera suffisamment le lecteur.

Voici l'ataxie locomotrice par exemple. La nature de ses causes productrices a été et est encore l'objet de discussions nombreuses et de controverses passionnées. Ce n'est pas ici le lieu d'entrer dans un débat, auquel j'ai moi-même pris part (*Progrès médical,* 1885, n° 35 et suiv.) ; mais, quoique la question soit encore en litige, on peut considérer comme actuellement acquise cette proposition : que les éléments étiologiques qui semblent avoir la plus grande importance dans la genèse de l'ataxie locomotrice sont : le rhumatisme, la syphilis, l'hérédité nerveuse et les abus fonctionnels. L'action thermale de Lamalou se fait sentir d'une manière particulièrement favorable sur les cas, dans l'étiologie desquels

---

(1) Comme contrôle de nos affirmations, nous renvoyons le lecteur aux nombreux documents cliniques et statistiques, publiés par nous à différentes reprises dans les *Annales de la Société d'hydrologie,* sous les titres successifs de : Note sur le traitement de l'ataxie locomotrice par les eaux de Lamalou, 1878. — De la spécialisation de Lamalou dans les affections chroniques de la moelle, 1880. — Des indications spéciales de Lamalou dans le traitement des névralgies, 1882. — Des indications spéciales des eaux de Lamalou dans le traitement des névroses, 1884. — Des modifications apportées par la cure de Lamalou à quelques symptômes initiaux de l'ataxie locomotrice. 1886.

se révèlent nettement des antécédents rhumatis-
maux. Il suffira de faire remarquer que sur *cent sept*
cas de malades plus ou moins améliorés par la médication balnéaire, *quatre-vingt-un* peuvent être
classés sous la raison étiologique de rhumatisme.

Il en est de même pour les autres affections médullaires. La conviction suivra sans effort l'examen
des exemples que j'en ai rapportés dans mes précé-
dents travaux. Chez la plupart des médullaires rhumatisants, l'amélioration s'est manifestée avec une
apparence de durée, de sûreté et de rapidité qui for-
cent l'attention. J'ai déjà insisté, dans mon étude
des névralgies, sur les effets particulièrement favorables obtenus chez les arthritiques, et j'ai réuni ces
malades dans un chapitre à part, où j'ai pu affirmer,
avec pièces justificatives, cette importante indication.
Pour les névroses, même conclusion. Il existe entre
l'hystérie, par exemple, et le rhumatisme, des affinités
déjà observées par Sydenham, et sur lesquelles M. Hu-
chard a récemment encore attiré l'attention. Ainsi,
voilà une hystérique renforcée qui s'expose à l'humidité ou au refroidissement. Le rhumatisme apparaît,
et spécialise en quelque sorte ses manifestations
sur l'articulation coxo-fémorale ou sur les muscles
masseters, par exemple, pour m'en tenir à deux cas
longuement reproduits ailleurs (*loc. cit.*). Dans ces
deux circonstances, est formulé un premier diagnostic d'affection rhumatismale. Mais l'hypéres-
thésie et la contracture se substituent bientôt, et sans
interruption, à la fluxion arthritique, et, dans ces
mêmes articulations, la névrose, appelée par la diathèse, élit droit de domicile, et donne lieu aux phénomènes de la contracture hystérique.

Et la chorée ? Aucun médecin ne met en doute qu'elle ne soit très fréquemment l'expression ou le résultat du rhumatisme. On a peut-être exagéré cette relation depuis que M. G. Sée l'a érigée en loi clinique ; mais, sans aller, comme Bottel, jusqu'à dire que la chorée est toujours affection rhumatismale, tous les praticiens admettent, comme incontestable, la fréquence des rapports de la danse de Saint-Guy avec le rhumatisme. Or, mes observations le prouvent, c'est surtout quand cette corrélation est bien démontrée que l'indication de Lamalou doit être considérée comme légitime.

Voici donc une première conséquence du principe de la spécialisation étiologique appliqué à Lamalou :

Les eaux de cette station sont particulièrement indiquées dans les affections du système nerveux d'origine rhumatismale.

*
* *

Une nouvelle indication thérapeutique résulte de la fréquence, dans les affections nerveuses, de l'influence pathogénique de la fatigue, au sens le plus étendu du mot. Tantôt la fatigue est due à l'excès du travail physique : *suractivité du système moteur ;* tantôt elle est causée par la fréquence et la vivacité des préoccupations morales : *suractivité du système intellectuel et affectif ;* tantôt elle dépend de l'abus des fonctions génésiques : *suractivité fonctionnelle du système sensitif.* Dans la plupart des cas, enfin, elle résulte de l'association de ces causes localisatrices déprimantes, pour employer l'expression concise de M. Lancereaux.

Or, vis-à-vis des symptômes médullaires, dans la production desquels les abus fonctionnels, l'épuisement et le surmenage nerveux peuvent être invoqués, il n'est pas difficile d'établir l'importance d'un traitement à la fois aussi fortifiant et aussi antispamodique que la cure de Lamalou. La reconstitution de l'organisme est alors la condition *sine qua non* de la rétrocession du mal. A ce titre, les eaux ferrugineuses et arsénicales de cette station, si profondément reconstituantes, s'associent admirablement aux bains sédatifs de ses piscines. Ainsi se trouvent réunis, naturellement et dans les meilleures conditions, deux médications que l'on essaye de combiner dans d'autres stations fréquentées par les médullaires, à Ragatz, à Pfeffers, à Franzesbad notamment, où l'usage est d'associer dans le traitement des affections nerveuses, à la cure par les bains, l'emploi des eaux minérales transportées. (Dr Labat, *Ann. Soc. d'hydr.*)

L'observation clinique confirme ces prévisions; j'en ai moi-même fourni la preuve par de nombreux exemples (*loc. cit.*). Résultat qui mérite d'être consigné avec d'autant plus de soin, qu'on conteste assez généralement l'efficacité des eaux minérales dans les affections de la moelle dues à l'abus des fonctions génésiques (1).

L'anémie, la débilitation, la déchéance de l'organisme ne sont pas moins souvent associées aux diverses manifestations des névralgies et des névroses. Cette influence traditionnelle de l'appauvrissement du sang sur les troubles nerveux s'accomplit de plusieurs manières: c'est tantôt la névrose qui est par elle-même une cause d'anémie; c'est tantôt l'a-

---

(1) Consulter à ce propos les *Annales de la Société d'hydrologie* de Paris, tome II. *Discussion sur les paralysies.*

némie qui fait en quelque sorte surgir la névrose. Les phénomènes nerveux ainsi produits doivent cesser avec la cause qui les a fait naître, ou tout au moins ils doivent guérir bien plus facilement et plus rapidement par l'association d'un traitement anti-anémique et d'un traitement antispasmodique. Mes travaux sur les névralgies et les névroses à Lamalou témoignent de cette amélioration simultanée, et en quelque sorte parallèle, de l'état des forces et des phénomènes nerveux. Il convient de formuler ainsi ce second précepte :

Les eaux de Lamalou sont particulièrement indiquées dans les affections du système nerveux consécutives à la fatigue et à l'épuisement, produits par la suractivité des fonctions de l'organisme, et notamment des fonctions génésiques. Les tempéraments anémiques et les constitutions appauvries ressortissent beaucoup plus de la sphère d'action des eaux de Lamalou que les tempéraments pléthoriques et les constitutions robustes.

On sait l'importance, la prédominance, faudrait-il dire au gré de quelques-uns, de la syphilis dans l'étiologie du système nerveux. Quelle valeur convient-il d'attribuer à Lamalou, quand ces affections sont incontestablement dues à la vérole? J'ai déjà démontré, en maintes circonstances, que chez des malades syphilitiques, les douleurs fulgurantes du tabes, les troubles parétiques de la vessie ou du rectum, et d'autres symptômes médullaires, ont éprouvé, après la cure thermale, les modifications les plus favorables Dans un certain nombre d'autres cas, à ma connaissance, le traitement hydrominéral a joué le rôle d'un adjuvant précieux du remède spécifique. Une syphilis traitée sans toniques, a écrit Courty, a beaucoup de chances de résister. Dans l'espèce, l'action adjuvante des eaux de Lamalou ne s'adresse pas seulement aux forces de l'économie, mais à la spécialisation médullaire. Toutefois, si l'observation de nombreux malades donne la preuve que les eaux de Lamalou favorisent singulièrement les effets du remède spécifique, il faut bien se garder de s'en tenir exclusivement au traitement thermal vis-à-vis de cette affection qui, suivant l'expression de Vidus Vidius, se dissimule bien plus qu'elle ne désarme : *magis inducias facit quam pacem.*

. Nous devons donc encore à la spécialisation étiologique cette nouvelle conclusion : *Dans les affections médullaires et nerveuses d'origine syphilitique, les eaux de Lamalou constituent, non un moyen curatif, mais un adjuvant utile du traitement spécifique.*

L'action de l'herpétisme peut aussi être invoquée à bon droit dans la genèse d'un certain nombre de maladies du système nerveux. Ce rôle étiologique est d'autant moins contestable que, dans certains cas, l'affection nerveuse succède directement à la disparition des manifestations cutanées de la diathèse.

Si la composition chimique des eaux suffisait à donner le secret de leur action thérapeutique, on pourrait conclure à priori que les eaux alcalines et arsénicales de Lamalou doivent être dans ce cas particulièrement favorables. L'expérience ne ratifie pas cette promesse de la théorie. Non pas que l'existence de l'herpétisme chez un malade constitue une contre-indication formelle de Lamalou, mais le médecin ne saurait apporter trop de prudence à l'emploi de ces thermes vis-à-vis des manifestations nerveuses, centrales ou périphériques, de l'affection herpétique, et la pratique thermale justifie le précepte suivant :

Les eaux de Lamalou doivent être employées avec la plus grande réserve dans les affections nerveuses d'origine herpétique. Elles sont absolument contre-indiquées, quand la maladie du système nerveux succède à la disparition de la dermatose.

*
* *

A quel moment de la maladie, à quelle période de son évolution, le traitement de Lamalou présente-t-il le plus d'efficacité ?

Cette question de l'opportunité de la cure est une source importante d'indications.

Au point de vue de la thérapeutique thermale, les affections chroniques peuvent être divisées en trois périodes : 1° l'évolution inflammatoire n'est pas encore terminée ; 2° elle est terminée, mais la maladie est récente ; 3° la maladie est ancienne.

L'existence de la période inflammatoire est une contre-indication formelle des eaux de Lamalou. A cette première période, les observations sont rares, et pour cause, la plupart des malades ne recourant guère à une cure thermale qu'après avoir épuisé les autres moyens. Pour compenser cette pénurie de preuves directes, il convient de faire remarquer, par une démonstration détournée, qu'aucun des malades cités par mes confrères ou par moi comme exemple des bons effets de Lamalou, ne présentait

d'état inflammatoire. Comme contre-épreuve de cet
argument par élimination, je trouve dans mes notes
l'histoire d'un ancien officier, fortement éprouvé
par la campagne de 1870 et son séjour en Allemagne,
où il était prisonnier de guerre. Ce malade éprou-
vait depuis quelque temps de la fatigue et de l'en-
gourdissement, lorsque, le lendemain d'une journée
de véritable surmenage, il ne put se lever seul, et
s'aperçut que ses jambes étaient impuissantes.
Venu peu de temps après à Lamalou, il présente une
parésie considérable des membres inférieurs, des
contractures, une vive douleur lombaire et des élan-
cements.

Les fonctions intestinales sont pénibles, et la
contractilité diminuée. Les fonctions génitales sont
très surexcitées. Les premiers bains, quoique or-
donnés de courte durée, sont pris d'une heure. Dès
le troisième jour, se déclare une paraplégie com-
plète avec secousses convulsives et douleurs atroces.
Le traitement est alors suspendu, et les accidents
s'amendent peu à peu. Mais, malgré mes recomman-
dations expresses, ce malade indiscipliné, séduit par
les heureux effets obtenus chez d'autres paraplé-
giques de son hôtel, prend encore un bain. Les
accidents reparaissent avec une telle intensité que,
malgré tous les soins, l'imprudent reste quinze jours
au lit sans pouvoir partir.

Il est donc vrai que l'existence de la période inflammatoire est une contre-indication formelle des
eaux de Lamalou. Si j'ai quelque peu insisté sur ce
précepte qui a sa place dans tous les traités généraux, c'est qu'il m'a paru nécessaire d'attirer l'attention sur une condition d'inopportunité aussi

grave, eu égard aux dangers redoutables qui peuvent résulter, dans les affections médullaires, de la moindre aggravation des phénomènes inflammatoires.

En dehors de toute condition d'acuité, on peut dire d'une manière générale que plus l'affection nerveuse est récente, et plus elle a chance d'être guérie ou améliorée par les eaux de Lamalou ; plus court aussi est le délai dans lequel ces modifications favorables peuvent être obtenues. Au début de l'affection, le tissu nerveux n'étant point encore altéré, ou étant altéré superficiellement, l'effet est à la fois plus rapide et plus sûr. Plus tard, la lésion étant constituée, il y a de l'espoir, si le tissu conjonctif est à l'état embryonnaire. Son passage à l'état adulte constitue une circonstance aggravante. Plus une myélite est ancienne, plus elle a résisté, et plus elle résistera. Que le tissu nerveux soit détruit, et la résistance sera invincible. Les eaux minérales sont des modificateurs, non des créateurs de cellules...

Si on divise en trois séries tous les cas de tabes que j'ai pu classer dans mes notes statistiques pendant quinze années de pratique thermale, on trouve, sur cent quinze cas d'ataxie au début, deux cent dix-huit cas d'ataxie récente (avant la cinquième année), et cent dix-huit cas d'ataxie ancienne, la proportion suivante :

1° *Effets particulièrement favorables.* — Ataxies au début : 32, ou 28 0/0. Ataxies récentes : 30, ou 17 0/0. Ataxies anciennes : 8, ou 4 0/0.

2° *Effets appréciables.* — Ataxies au début : 63, ou 55 0/0. Ataxies récentes : 82, ou 38 0/0. Ataxies anciennes : 64, ou 32 0/0.

3° *Effets nuls*. — Ataxies au début : 20, ou 17 0/0. Ataxies récentes : 98, ou 45 0/0. Ataxies anciennes : 126, ou 64 0/0.

Cependant, il faut moins considérer la date des premiers symptômes, l'ancienneté de la maladie, que le degré, la profondeur, l'étendue de la lésion. Certains exemples donnent la preuve d'importantes modifications obtenues dans des cas d'affections spinales, dont le début remontait à une époque éloignée ; mais la marche de l'altération médullaire avait été lente, et les temps d'arrêts prolongés. C'est surtout dans ces circonstances qu'il convient de prêcher au malade patience et longueur de temps. Quand la maladie est chronique, le remède doit être chronique. Une seule saison pourrait-elle détruire l'œuvre de nombreuses années ?

En face d'une telle constatation, on saisit l'importance majeure qu'il peut y avoir à soumettre au traitement thermal le malade atteint ou simplement suspect d'une affection médullaire, aussitôt que les premiers phénomènes morbides ont été découverts. A des troubles fonctionnels curables au début, à des lésions superficielles dont l'évolution peut être arrêtée, maintenue ou retardée, succéderont bientôt des désordres organiques irréparables.

Ce n'est pas à la fin, et comme dernière tentative, c'est d'emblée, sans s'éterniser dans des essais multipliés de la matière médicale, qu'il faut recourir à la grande ressource de la cure hydrominérale.

Est-ce à dire que les eaux de Lamalou soient contre-indiquées ou seulement inutiles dans les cas de lésions avancées ou irréparables ? Nullement. L'expérience de mes devanciers, ma pratique personnelle, viennent protester en faveur des heureux effets de ces thermes dans ces états qu'on a appelés « l'opprobre de la médecine ». Même alors, ils peuvent produire l'arrêt du mal, diminuer la douleur, fortifier l'organisme. Ainsi est souvent constitué, pour de longues années et grâce à un traitement persistant, un état d'infirmité relativement supportable, sorte de compromis entre la maladie et la santé.

Formulons ces nouvelles conclusions :

L'efficacité des eaux de Lamalou dans les affections du système nerveux est en raison inverse de l'ancienneté de la maladie et du degré de la lésion. Il est donc important de recourir sans tarder à la médication thermale. Dans les cas plus ou moins récents, où la lésion est nulle ou superficielle, la guérison peut être obtenue. Dans les cas où la lésion est plus profonde, l'amélioration suit souvent l'emploi prolongé des eaux. Enfin, dans les cas les plus avancés, leur administration prudente peut relever l'économie et rendre la vie plus supportable.

La période inflammatoire est une contre-indication formelle des eaux de Lamalou.

C'est à dessein que dans cet exposé thérapeutique, les contre-indications générales des eaux minérales ont été omises. Le but de ce travail est de particulariser en quelque sorte l'action de Lamalou. Il serait oiseux de noyer ces indications spéciales au milieu des généralités qui ont leur place dans tous les traités d'hydrologie.

Il est cependant une de ces contre-indications générales qui fournit, vis-à-vis de Lamalou, des conclusions à la fois si importantes et si particulières, qu'il convient de l'étudier à part : je veux parler de la contre - indication relative à l'existence d'une maladie du cœur.

L'état de la circulation joue un rôle important dans le développement des maladies de la moelle. Cette action, longtemps méconnue, n'est pas encore appréciée à sa juste valeur par le plus grand nombre des praticiens. Il est hors de doute cependant que certains troubles des fonctions circulatoires, certaines altérations des organes qui y président, l'artério-sclérose par exemple, doivent être classés au nombre des provocations pathogéniques qui donnent le plus souvent naissance aux affections des centres nerveux. L'étude de l'influence des affections cardiaques sur la cure thermale de Lamalou reste donc conforme au principe étiologique plusieurs fois invoqué dans ce travail.

Cette influence ne constitue pas à cette station la contre-indication formelle admise encore, même depuis le Congrès de 1889, pour beaucoup de sources par la grande majorité des praticiens. Il serait exagéré de dire que la constatation d'une maladie cardiaque exige toujours la récusation du traitement balnéaire de Lamalou.

Ce n'est pas que cette constatation soit sans importance. J'ai moi-même insisté à plusieurs reprises sur les dangers de la balnéation thermale dans les cas d'une affection organique du cœur, surtout quand il s'agit seulement de douleurs névralgiques, ou d'une névrose comme la chorée. Pour ces maladies, même dans les cas douteux, la circonspection doit être une loi. Il s'agit, somme toute, de malades qui peuvent guérir spontanément.

Pas de péril en la demeure : il faut attermoyer.

Pour les médullaires, la question est autre. Elle se pose ainsi : Doit-on, quand un malade de la moelle est affecté de symptômes cardiaques, et même d'une dégénérescence de tissu, renoncer sans plus ample informé au bénéfice du traitement thermal? Nous répondrons sans hésiter : Non. Le dernier Congrès d'hydrologie, et les discussions récentes soulevées sur cette même question à la Société d'hydrologie de Paris, ont singulièrement atténué, pour ne pas dire plus, la rigueur des contre-indications relatives aux maladies du cœur. Tous ceux de nos confrères qui ont pris part au débat ont émis l'opinion que, sauf des circonstances exceptionnelles, l'emploi de la plupart des sources minérales pouvait être justifié dans le cas d'affection cardiaque. Il est bien entendu qu'il ne s'agit pas, en l'espèce, de traiter une maladie du cœur, mais une maladie compliquée d'état cardiaque. Faut-il recourir au bénéfice de la cure thermale, non pas parce que, mais quoique il existe un désordre de la circulation ? C'est en ces termes limitatifs que doit être posé le problème, déjà résolu par l'affirmative. Aller plus loin serait méconnaître par trop les enseignements de nos devanciers. Je n'hésite même pas, pour ma part, à exclure du nombre des eaux qu'on peut autoriser alors, les sources fortement minéralisées, et celles qui possèdent une température très élevée. Leur caractère excitant provoque toujours une tendance congestive particulièrement dangereuse pour les cardiaques. Qui ne connaît les effets sur la circulation des bains hyperthermiques ? On sait au contraire com_{ment so}t particulièrement inoffensifs, à ce point de vue, les bains thermo-minéraux, dont la température oscille entre 28° et 35° centigrades, et dont la composition est dite indifférente. Tel est le cas de Lamalou. Fort de l'expérience, j'affirme que dans ces conditions éminemment favorables de composition et de chaleur, ces sources peuvent et doivent souvent être prescrites chez des malades souffrant du cœur et de la circulation.

Je l'ai dit et je le répète, je ne crois pas, contrairement à l'opinion trop optimiste de quelques-uns de mes confrères, que les eaux de notre station possèdent, à un degré quelconque, la vertu de guérir les affections organiques du cœur, même chez les rhumatisants. Mais ne sait-on pas que ces mêmes rhumatisants, surtout lorsque ce sont des nerveux ou des chloro-anémiques, présentent souvent des phénomènes variés du côté de la circulation cardiaque, phénomènes dûs soit à l'état du sang, soit à une névrose du cœur ? Ne sait-on pas aussi combien ces symptômes sont propres à simuler une affection organique, et même combien ils peuvent y aboutir, si le développement en est exagéré ? Or, comme le traitement thermal de Lamalou se trouve à la fois parfaitement approprié à ces états morbides, et particulièrement apte à corriger la composition du sang à l'aide des sources ferrugineuses et arsénicales dont il dispose ; il en résulte que l'on y voit souvent les accidents observés du côté du cœur se modifier en même temps que la maladie nerveuse elle-même, et guérir effectivement sous l'influence des eaux. Même raisonnement, appuyé par une observation identique, au sujet des troubles circulatoires qui

jouent un rôle dans la genèse des affections médullaires. L'organisme est atteint doublement par les
effets simultanés de l'affection nerveuse et du
trouble cardiaque. Par la cure thermale, d'une part
l'énergie du cœur est relevée, d'autre part le système
nerveux s'équilibre. A la double condition morbide,
peut s'opposer une double indication thérapeutique.
En face de ces conclusions favorables, il convient
d'établir la considération suivante, non comme une
atténuation, mais comme une sauvegarde : C'est
que l'emploi du traitement thermal, chez les médullaires cardiaques, exige les plus grandes précautions.
C'est ici qu'il faut appliquer le mot d'Ambroise
Paré : « Peu à peu faict ». Grâce à cette réserve, je
possède un certain nombre de tracés du cœur, chez
des tabétiques, pris au début de la cure et après,
qui témoignent d'une atténuation simultanée des
deux maladies.

Cette démonstration autorise les conclusions sui-
vantes :

*Les troubles circulatoires et les maladies du cœur ne
constituent pas une contre-indication absolue et sans appel
de la cure de Lamalou.*

*Sauf le cas d'une dégénérescence du myocarde non com-
pensée, il ne faut pas priver les médullaires cardiaques
du bénéfice des eaux.*

*L'indication est surtout nette, quand l'affection du
système nerveux et celle du système circulatoire sont toutes
deux sous l'influence du rhumatisme. La contre-indication
est surtout nette, quand une maladie nerveuse naturellement curable coexiste avec une altération grave du cœur.
Même dans les cas les plus favorables, la cure thermale
exige la plus grande circonspection.*

*
* *

La diversité des moyens thérapeutiques est grande à Lamalou. Elle a pour principal élément la dissemblance des divers groupes hydrominéraux qui constituent la station. Elle dépend aussi de la multiplicité des moyens balnéothérapiques dont elle est dotée par la nature, ou dont elle a été pourvue par la main de l'homme : piscines, baignoires, buvettes variées, appareils hydrothérapiques perfectionnés, galerie d'émergence des sources thermales, étuves naturelles et vaporarium.

Quelle est l'importance du rôle qu'il convient d'attribuer à chacun de ces procédés ? Question aussi grave que délicate, délaissée jusqu'à présent, et variable en somme suivant les circonstances. De sorte que la pratique quotidienne, qui la juge en dernier ressort, peut à chaque instant, sans se contredire, émettre ce jugement de façon différente et même opposée. Cette réserve faite, il n'en existe pas moins, pour les divers éléments de la cure, un classement généralement admis, une sorte de formule réglementaire, que cette observation de tous les jours a elle-même établie.

Sans aucun doute, c'est la balnéation qui doit constituer à Lamalou le principal moyen de traitement, la balnéation par les piscines. Ce n'est pas le lieu d'examiner les avantages relatifs de la piscine ou de la baignoire. A Lamalou, le mode de balnéation classique est la piscine. Il faut le constater, et reconnaître que l'expérience accentue tous les jours davantage cette prédominance de la balnéation en bassin.

Or, la station offre une multiplicité de sources, à la fois semblables et différentes, individualités distinctes d'une même famille, chacune avec sa physionomie propre, et ses aptitudes particulières. Il y a là comme une gamme hydrologique, comme un clavier, dont chaque touche a sa tonalité propre, qu'il faut savoir faire résonner à propos. Le premier, j'ai établi pour ces nombreuses sources une classification très simple, qui est devenue la règle thérapeutique du vallon thermal, et qui a été adoptée par tous ceux de mes confrères qui ont écrit sur les eaux de Lamalou. Elle sépare les eaux en deux groupes, indépendants de leur situation topographique. Le premier, d'une température plus élevée et d'une alcalinité plus concentrée : c'est le groupe des *eaux chaudes*. Le second, d'une température et d'une alcalinité moindres, mais plus riche en fer et en gaz : c'est le groupe des *eaux tempérées*.

Appliquons cette distinction à quelques exemples types.

Voici un malade atteint d'une sciatique, qui peut être considérée comme un accident rhumatismal : il convient d'avoir recours aux bains chauds, aux piscines du premier groupe. La même névralgie, au contraire, s'observe-t-elle sur un sujet évidemment nerveux, ayant déjà souffert de névroses complètement étrangères au froid et à l'humidité, l'application des eaux devra être modifiée : il faudra s'adresser à l'effet particulièrement sédatif des sources tempérées.

Autre circonstance : L'état des forces est bon ; la constitution vigoureuse ; il faut agir énergiquement : eaux chaudes. On craint au contraire le passage de la maladie à l'état aigu, l'excitation est facile, le patient est pâle et nerveux : eaux tempérées.

Troisième indication, tirée de l'aspect symptoma-tique : L'affection est compliquée d'hyperesthésie, la sensibilité est exaltée, les réflexes sont exagérés, il faut interdire le groupe des eaux chaudes. L'anes thésie et la torpeur nerveuse prédominent : les eaux de ce même groupe seront surtout recommandées.

Enfin, nouvel exemple, l'état des forces se trans-forme, ou la nature des symptômes subit une modifi-cation considérable pendant le traitement. Il con-vient dans ce cas de passer d'un groupe à l'autre. C'est ainsi qu'après l'amélioration de l'état général, qui suit fréquemment l'emploi des sources toniques, il pourra devenir utile de remplacer les eaux tempé-rées par les eaux chaudes ; et réciproquement, si de nouvelles causes d'excitation surgissent dans le cours de la cure, passer du groupe chaud au groupe tempéré.

On voit par ces types combien l'expérience jus-tifie la distinction que j'ai signalée. Ainsi, le vœu de Duchenoy trouve à Lamalou son entière réalisation, « qu'il serait à désirer que les eaux tempérées fus-sent à côté des chaudes, les faibles à côté des fortes, pour les varier et les approprier à toutes les circons-tances, à la nature et au caractère des maladies, à l'âge et au tempérament des malades ».

Concluons, comme toujours, par un résumé apho-ristique :

Les bains de Lamalou, surtout les bains en piscine, constituent l'élément principal du traitement thermal.

Les sources qui les composent forment deux groupes : le groupe chaud et le groupe tempéré. D'une manière géné-

*rale, le premier convient aux constitutions plus vigou-
reuses, aux affections plus profondes, à celles où la chronicité est plus enracinée, aux malades rhumatisants.
Le second aux nerveux, aux excitables, plus près de la
période aiguë de leur mal.*

* * *

Dans l'ensemble de la médication thermale de
Lamalou, les douches ne représentent qu'un moyen
secondaire. Sauf de rares exceptions, leur rôle est
accessoire. La mise en jeu de l'hydrothérapie atteint
son maximum d'utilité quand elle est dirigée contre
certaines névroses et quelques névralgies locales.
Sous la double action des douches et des bains, on
voit se modifier surtout les névralgies des anémiques
et celles qui dépendent d'une affection de l'utérus.
J'ai même pu constater, dans certains cas où cette
dernière complication était particulièrement évidente, que les manœuvres hydrothérapiques :
douches locales, bains de siège à eau courante, irri-
gations vaginales, etc., avaient une influence pré-
pondérante sur l'amélioration. Il n'en est pas moins
vrai que ces effets favorables recueillent une efficacité
particulière du fait même de leur mise en œuvre à
Lamalou. Ils avaient été inutilement recherchés
avant le traitement thermal, et l'analyse des essais
antérieurs permet de croire que l'échec de l'hydrothérapie eût continué sans doute en dehors des in-
fluences multiples résultant d'une cure à cette station. A côté de ces avantages, il faut signaler quelques inconvénients. J'ai déjà montré ailleurs (*loc. cit.
Névroses*) le danger des douches locales dans les coxal-
gies de nature hystérique. Réserve d'autant plus

importante à spécifier que l'adjonction de l'hydrothérapie aux bains peut être d'une grande utilité
dans certaines complications articulaires du rhumatisme, complications fréquemment traitées à Lamalou.

Le problème est encore plus difficile en ce qui
concerne les affections médullaires, et sa solution
exige quelques détails.

C'est une question très controversée, très discu-
tée que celle de l'opportunité de l'emploi des douches
dans les affections chroniques de la moelle, et notamment dans l'ataxie locomotrice. L'hydrothérapie a
des partisans absolus, et des détracteurs systéma-
tiques. Fleury, Tardivel, Delmas, Beni-Barde, Jac-
coud, Grasset, Erb, Rosenthal accordent une valeur
importante à l'emploi des douches dans le tabes.
Leyden, au contraire, Dujardin-Beaumetz, Le Bret,
Japhet, Constantin Paul, repoussent l'hydrothérapie. Enfin, dans une importante discussion sou-
levée à la Société d'hydrologie à l'occasion d'un de
mes travaux, les conclusions de la grande majorité
de mes savants collègues ont été défavorables à l'u-
sage des manœuvres hydrothérapiques dans la maladie de Duchesne.

On a été trop absolu dans les deux camps. La
question ne se pose pas avec le caractère de simpli-
cité qui a conduit la plupart des médecins spéciaux,
soit à son exclusion irrévocable, soit à son adoption
méthodique. Il semble que chaque praticien ait
jugé la valeur de la douche suivant les effets qu'il a
personnellement obtenus de son emploi dans tel ou
tel cas d'ataxie pris au hasard. Ceci est de l'empi-
risme, et non de la thérapeutique. Il faut tenir

compte des conditions inhérentes à la maladie et au remède, c'est-à-dire de l'opportunité d'une part, de l'autre de la nature des douches. La première indication doit se tirer presque exclusivement du degré de la lésion ou de la nature du mal. D'après mon expérience personnelle, elle doit être ainsi formulée :

Jamais la douche ne devra être employée dans la période active des affections médullaires, et lorsque ces affections présentent une tendance congestive.

Elle doit être également proscrite toutes les fois que prédominent les troubles de la sensibilité.

Elle peut être employée quelquefois au début de la maladie, dans les cas d'insuffisance nutritive, mais surtou à la fin, chez les tabétiques invétérés, avec incoordination prédominante, toute réserve faite des contra-indications précédentes.

Elle est localement utile dans les troubles trophiques.

Voici maintenant une conclusion qui dépend de la nature du procédé hydrothérapique.

Dans les affections médullaires, il faut absolument éviter la douche perculante ou le jet sur la colonne vertébrale.

Est-il utile de justifier longuement cette interdiction? Ne conçoit-on pas d'emblée les résultats de pareilles manœuvres, encore très pratiquées, malheureusement, et dont le funeste usage s'est conservé à Lamalou même? Il n'est besoin que de se rappeler l'importance des congestions dans la maladie de la moelle, et, en regard, de se rendre compte de l'imminence congestive que peut provoquer la douche vers la partie où elle est localisée.

Dans les circonstances déjà indiquées où il peut être utile d'avoir recours à la douche, deux méthodes devront être employées de préférence : la douche en pluie très fine, très divisée, et d'une température modérée ; et, dans d'autre cas, la douche chaude sur les membres inférieurs. Il convient d'ordonner la première, si on veut produire une action sédative. Les effets de la douche chaude sur les membres inférieurs sont ceux de la révulsion proprement dite ; c'est-à-dire qu'ils congestionnent certaines parties du corps, en l'espèce les membres inférieurs, afin de décongestionner certains autres, en l'espèce la moelle épinière.

L'association des deux procédés : douche en pluie fine sur les côtés de la colonne vertébrale, et douche révulsive sur les pieds, m'a donné plusieurs fois de bons résultats.

On voit que les indications des douches dans les affections médullaires se présentent rarement, et ne vont pas sans réticences. Les contre-indications sont fréquentes et formelles. Faut-il une preuve plus convaincante de la grande réserve qu'il faut apporter chez les médullaires à l'emploi de l'hydrothérapie, comme de tout autre moyen perturbateur ? réserve d'autant plus nécessaire que les malades, impatients d'obtenir des effets décisifs, ont une tendance naturelle à abuser de ces manœuvres énergiques, à les réclamer de leur médecin, et même à les employer sans autorisation préalable.

*
* *

Les boissons minerales n'offrent pas les mêmes dangers, et, à Lamalou, elles représentent un auxi-

liaire précieux de la médication balnéaire, assez généralement mis à profit. Il faut cependant se garder
de les employer, comme il n'arrive que trop souvent,
à tout propos et hors de propos. Sans doute elles
constituent un médicament assez facile à tolérer
dans la plupart des cas, mais, comme tout remède
actif, elles ont besoin d'être nettement indiquées et
judicieusement formulées. De nombreuses buvettes
contribuent à la variété et à la richesse minérale du
vallon de Lamalou. Pour ne citer que les plus usitées,
la *Vernière,* et à un degré moindre, le *Petit-Vichy,*
sont digestives, diurétiques ; la première en outre
légèrement purgative. *La Stoline* provoque un effet
dérivatif momentané, qu'on doit quelquefois recher-
cher pour équilibrer la réaction des bains chauds ;
l'Usclade, avec les mêmes propriétés décongestives,
agit activement sur la fonction de l'estomac et de la
vessie, si souvent troublés dans les maladies du
système nerveux ; *Capus,* ferrugineuse à un haut
degré, et arsénicale, combat avec succès les troubles
de l'anémie. *La Mine, Bourges, La Nouvelle,* la *Sou-
veraine,* également ferrugineuses et arsénicales à des
degrés divers, ont une influence du même ordre,
mais plus ou moins atténuée et appropriée aux sus-
ceptibilités digestives de chaque malade. Voilà,
esquissées en quelques traits rapides, les indications
caractéristiques de chaque buvette.

On voit qu'elles peuvent être classées en deux
groupes. L'un est doué de vertus reconstituantes.
On sait combien l'anémie est fréquemment associée
aux manifestations des maladies nerveuses, ainsi
que la débilitation produite par le surmenage, la
fatigue et les excès. La reconstitution de l'orga-

nisme est alors une condition expresse du succès. La double action des bains et des buvettes ferrugineuses doit être mise simultanément en jeu, ceux-là pour calmer les phénomènes douloureux, celles-ci pour relever l'état des forces. L'autre groupe est particulièrement indiqué chez les malades disposés aux congestions sanguines. Il peut efficacement combattre certains troubles viscéraux qui compliquent souvent les affections du système nerveux : la dyspepsie gastro-intestinale et la gastralgie, si fréquentes chez les arthritiques et les névropathes, et la paralysie vésicale, si commune dans le tabes. L'Usclade notamment, sous ces deux rapports, seconde largement l'action balnéaire dans les améliorations si remarquables de ces symptômes, observées à Lamalou.

Formulons cette nouvelle conclusion :

L'eau minérale en boisson constitue souvent un auxiliaire utile du traitement balnéaire de Lamalou. Les buvettes de la station peuvent être divisées en deux groupes : l'un, reconstituant, contribue à relever l'état des forces, l'autre, décongestif, à remédier aux complications viscérales des affections nerveuses.

Les sources de l'un et de l'autre groupe sont des remèdes actifs qu'il faut surveiller et réglementer avec soin.

* * *

D'autres procédés thérapeutiques sont pratiqués à Lamalou : bains de vapeur, étuves naturelles, pulvérisations, massage. Le massage surtout est un moyen adjuvant auquel ont fréquemment recours les névropathes et les médullaires.

Exercé avec ménagement, le massage contribue

-quelquefois à favoriser la nutrition générale, à atté-
nuer les contractures, et à maintenir la souplesse
du tissu conjonctif Enfin, chez les malades les plus
impotents, il permet de suppléer à l'absence d'exer-
cice musculaire. Localement, sous forme de massage intestinal, il peut également rendre des ser-
vices dans la constipation opiniâtre qui complique
si fréquemment les paralysies et l'ataxie locomotrice. C'est donc une ressource auxiliaire, utile
quelquefois au succès de la cure thermale. Mais il
faut se garder de l'excès. Le massage spinal surtout
offre de véritables dangers chez les médullaires. Il
convient de l'interdire absolument, comme j'ai déjà
montré qu'il faut proscrire les douches spinales, et
pour le même motif. L'un et l'autre de ces procédés
doivent être réservés pour les cas où la chronicité
est formellement rétablie, et où l'inertie prédomine.
Leur interdiction s'impose dans les périodes actives
du mal, ou lorsque l'élément douloureux joue un
rôle important. Même dans les circonstances favorables, l'intervention du massage dans la cure doit
être toujours discrète chez les malades qui souffrent
du système nerveux. Le médecin doit la diriger
dans un sens identique au traitement balnéaire proprement dit, et la soumettre à cette condition absolue d'éviter tout effet perturbateur.

En thérapeutique thermale, toute non-indication
est une contre-indication.

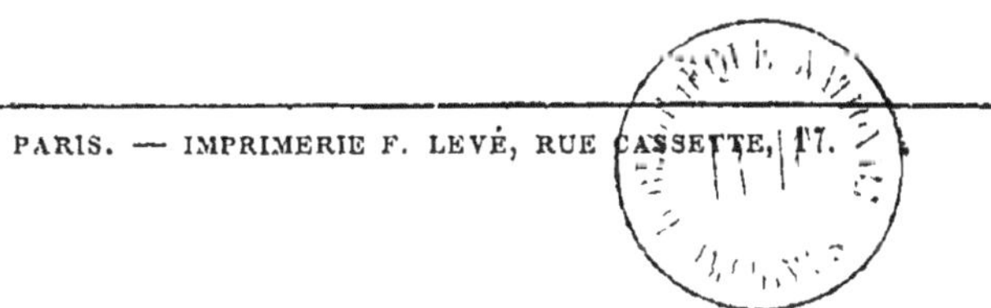

PARIS. — IMPRIMERIE F. LEVÉ, RUE CASSETTE, 17.